7

ESSAI

SUR L'INOCULATION

DE LA VACCINE.

7.

ESSAI

SUR L'INOCULATION

DE LA VACCINE,

OU

Moyen de se préserver pour toujours et sans danger de la petite Vérole ;

Par FRANÇOIS COLON, *Docteur en Médecine, ancien Chirurgien de Bicêtre.*

A PARIS,

Chez L'AUTEUR, rue du fauxbourg Poissonnière, n°. 2, au coin du Boulevart. On entre également par une grille sur le Boulevart, en face de la rue du Sentier.
TESTU, rue Hautefeuille, n°. 14.

DE L'IMPRIMERIE DE TESTU. (AN IX.)

INTRODUCTION.

QUELQU'ÉTONNANTE que soit la découverte de la *Vaccine*, et quoique depuis plusieurs années les Anglais fassent usage, avec le plus grand succès, de cette nouvelle manière d'inoculer, il n'y a que peu de tems néanmoins que la France cherche à se l'approprier.

On sait en effet que ce n'est guère que vers le commencement de l'année dernière que M. Larochefoucault-Liancourt proposa d'ouvrir une souscription, dont le produit devait servir à faire face aux dépenses nécessaires pour constater, par des essais, jusqu'à quel point la *Vaccine* méritait qu'on lui donnât la préférence sur l'inoculation ordinaire de la petite vérole.

Cette proposition de M. Liancourt fut accueillie d'une partie du public. En peu de tems on fit un fonds suffisant pour l'objet qu'on se proposait.

Un comité médical fut nommé et chargé de constater les phénomènes qui précèdent, accompagnent et suivent l'inoculation de la *Vaccine*.

Pour hâter autant que possible l'issue des expériences qu'on se proposait de faire, j'offris ma maison de Vaugirard, où l'on pouvait inoculer à-la-fois quarante sujets à l'abri de toute influence étrangère à l'inoculation.

En payant ainsi mon tribut à la découverte qui fixe aujourd'hui l'attention de tous les médecins, je me suis mis à même d'en suivre la marche et les progrès, et de pouvoir en parler avec quelque connaissance.

Je ne me propose point ici d'entrer dans de grands détails, et d'écrire comme membre du comité médical de la *Vaccine*. Mon opinion individuelle n'a rien de commun avec le rapport que le comité doit au public.

Sans doute il lui fera connaître sous peu le résultat des expériences qui ont été faites, et satisfera sur tous les points l'attente des gens de l'art et des savans; mais en inoculant la *Vaccine* à Paris, au milieu des clameurs d'un parti qui veut s'opposer à sa propagation, je dois aux personnes qui me donnent leur confiance, de leur faire connaître les faits qui ont déterminé ma conviction particulière, de leur mettre sous les yeux ceux, épars de côté et d'autre, qui prouvent que cette nouvelle inoculation mérite la préférence sur l'ancienne.

Je ne prétends que donner une connaissance légère de la *Vaccine* et de ses avantages, afin que les gens du monde, et les jeunes médecins qui n'ont pas pu suivre les expériences faites dans ma maison, puissent cependant s'en former une idée juste. Par-là ils se mettront à même de repousser les mensonges et les sots bruits répandus contre cette méthode par des hommes intéressés, ou qui ne la connaissent pas.

Je tâcherai surtout de me tenir également éloigné de la crédulité aveugle qui adopte tout, et de l'esprit de parti et d'intérêt qui ne sait que dénaturer, et s'oppose de toutes ses forces aux progrès des connaissances utiles.

Ce fut en effet l'esprit de parti qui, dès les premiers momens qu'on s'occupa de la *Vaccine*, se mit à crier à l'innovation, et sonna le tocsin des préjugés contre des tentatives, qui avaient pour objet une des plus importantes matières dont la médecine-pratique puisse s'occuper.

Il a fallu la constance, l'esprit de sagesse qui dirige le comité médical, pour résister à ces clameurs, qui rappèlent ce qu'on fit au siècle dernier, pour empêcher en France l'introduction de l'inoculation.

Il y a sans doute de la prudence, du

bon sens à retenir son jugement sur un objet de cette importance, jusqu'à ce que le comité, par son rapport, ait levé toutes les difficultés à ce sujet; mais la jalousie seule et la déraison ont pu faire naître des soupçons sur la validité des expériences (1), et sur les motifs qui dirigent des hommes qui, par un zèle estimable, font des sacrifices pour examiner et constater les essais de l'inoculation de la *Vaccine*.

Dans cet Essai je ferai connaître ce que c'est que la *Vaccine*, les variétés dont elle est susceptible, les avantages qu'elle a sur l'inoculation ordinaire. Je répondrai à différentes objections qui m'ont été faites par ceux qui veulent entraver cette mé-

(1) Plusieurs médecins, ou autres savans, se sont souvent convaincus par leurs propres yeux de la réalité des faits jusqu'alors rendu publics, et qui pouvaient jèter du jour sur la nature et l'importance de cette découverte.

thode. Je terminerai par offrir un tableau comparatif des effets de la petite vérole inoculée et de ceux de la *Vaccine:*

ESSAI SUR L'INOCULATION DE LA VACCINE.

§. PREMIER.

Qu'est-ce que c'est que la Vaccine ?

VACCINE, en anglais *Cowpox*, veut dire petite vérole des vaches ; elle s'annonce chez ces animaux par une éruption boutonneuse qui survient à leurs mammelles.

De tems immémorial il était reconnu en Angleterre que, dans l'instant où règnait le *Cowpox*, les personnes chargées dans les fermes de traire les vaches, étaient susceptibles, lorsqu'elles n'avaient pas eu la petite vérole, et qu'elles avaient quelques écorchures aux mains, de gagner un ou plusieurs boutons absolument pareils à ceux remarqués sur le pis des vaches. Ces boutons les mettaient pour toujours à l'abri de la contagion de la petite vérole.

Le docteur Jenner fut le premier en Angleterre qui recueillit ces faits, et proposa de substituer dans l'inoculation, la petite vérole des vaches à la petite vérole ordinaire. De nombreuses expériences lui prouvèrent que celui qui, artificiellement, avait été atteint par ce virus, ne prenait point la petite vérole, quoiqu'on essayât de la lui inoculer, et qu'on l'exposât, de toutes sortes de manières, à la contagion de cette maladie. Bientôt d'autres gens de l'art, les docteurs Simmons et Pearson, s'occupèrent à répéter les expériences du docteur Jenner; ils obtinrent les mêmes succès. M. Woodwille inocula aussi la *Vaccine*, et les recherches multipliées qui furent faites, tendirent toutes à prouver que la *Vaccine*, par sa bénignité, méritait la préférence sur l'inoculation ordinaire de la petite vérole.

Aujourd'hui cette vérité ne forme plus l'objet du moindre doute en Angleterre. Chez cette nation éclairée et industrieuse, sur dix personnes qu'on soumet à l'inoculation, huit sont inoculées par la *Vaccine*, et deux par le venin variolique ordinaire.

Cette confiance est due aux lumières et aux soins de MM. Jenner, Pearson, Simmons, Woodwille, Thornton et autres médecins distingués. Aussi il n'est pas rare de voir, dans les campagnes, les paysans se l'inoculer les uns aux autres avec la pointe d'un canif ou d'un alêne de cordonnier.

En France les vaches ne paraissent pas être sujètes à cette éruption, nommée *Cowpox*; du moins jusqu'à présent on ne l'a pas remarqué. Ce n'est donc que par le virus *Vaccin*, envoyé de Londres, que l'on a pu introduire la *Vaccine* chez nous.

Toute discussion, toute recherche sur la nature et l'origine de ce virus seraient au moins inutiles. Ce sont les faits qu'il faut approfondir. Je passe donc sur-le-champ aux effets qu'il produit sur le corps humain; lorsqu'il est fortuitement ou volontairement introduit entre l'épiderme et la peau.

L'inoculation de la *Vaccine* se pratique comme l'inoculation ordinaire. Il est bon cependant, autant que faire se peut, de préférer la méthode des piqûres, et d'employer la matière de la *Vaccine* fraîche prise à l'instant même sur le sujet qui l'a fourni.

Les trois premiers jours, il n'y a point, ou il n'y a que très-peu de rougeur aux piqûres. Le quatrième il y a un travail sensible, et le cinquième ou sixième jour une petite vésicule se forme, qui va en augmentant jusqu'à ce qu'elle ait atteint trois, quatre ou six lignes de diamètre. Il vient autant de vésicules qu'il y a de piqûres où l'action du virus se fait sentir. La vésicule, en se développant, conserve une dépression très-marquée au centre, de manière que les bords forment un bourlet circulaire, blanchâtre et transparent. Du cinquième aux dixième jour de l'inoculation, il y a un mouvement de fièvre non continuel, mais qui se répète ordinairement le second jour, avec douleur plus ou moins sensible sous l'aisselle. Dans le même espace de tems, une aréole, plus ou moins vive, se forme autour de la vésicule. Elle prend insensiblement de l'accroissement, au point que le dixième jour, quelquefois, elle a près de deux pouces de diamètre.

A cette époque, c'est-à-dire, au dixième ou onzième jour, tous les symptômes diminuent d'intensité. S'il y a eu de la fièvre, elle cesse ; les douleurs sous l'aisselle passent, les aréoles s'amortissent et finissent par disparaître. La vésicule est pleine d'une matière limpide et séreuse, qui ne passe jamais à l'état de suppuration. Alors la dessication commence. Elle se fait du centre à la circonférence, et bientôt à la place de la vésicule il ne reste plus qu'une croûte brune ou noirâtre, qui tombe ordinairement dix-huit à vingt jours après l'insertion. Elle conserve un caractère qui lui est propre, et toujours la dépression au centre.

Dans cette marche bien régulière des symptômes de la *Vaccine*, il est bon de remarquer que jamais l'inoculé ne perd ni sa gaieté ni son appétit. S'il est permis d'appeler indisposition le léger mouvement de fièvre qu'il éprouve, assurément on ne peut le comparer aux accidens, quelquefois graves, qui accompagnent souvent l'inoculation de la petite vérole.

§. II.

Des avantages de la Vaccine *sur l'inoculation ordinaire.*

Le plus grand avantage de la *Vaccine* est de garantir pour toujours de la petite vérole, sans produire d'autre éruption que celle qui a lieu aux piqûres.

Un autre avantage non moins précieux de la *Vaccine*, est de ne se communiquer que par artifice et jamais par contagion.

Indépendamment de ce que ces circonstances diminuent infiniment le danger de la maladie en elle-même, elles conduiront probablement, tôt ou tard, à la destruction totale de la petite vérole en Europe.

Quoique M. Woodwille, dans son rapport sur le *Cowpox*, dise avoir remarqué chez quelques inoculés de la *Vaccine*, des éruptions plus ou moins considérables, on n'en doit pas moins regarder comme certain ce que j'avance, que dans l'inolation de la *Vaccine* l'éruption se borne aux piqûres ou incisions qu'on a faites.

En effet, dans les conférences que j'ai eues ici avec le docteur anglais, il m'a expliqué la raison de ce phénomène tout-à-fait étranger à la *Vaccine*. En faisant ses premiers essais dans son hôpital d'inoculation, il a remarqué depuis, que le plus souvent il inoculait la petite-vérole en même tems que la *Vaccine*, et que dans la plupart des cas, ceux qu'il vaccinait avoient été infectés par les émanations varioliques répandues nécessairement dans un hôpital de petite vérole; de-là les éruptions fréquentes, dont il a parlé dans son premier ouvrage.

Depuis ce tems, il a constamment tenu à l'abri de toute contagion, les personnes qu'il qu'il a soumises à la *Vaccine*, et il n'a pas eu lieu d'observer de nouvelles éruptions.

Du reste, chez ceux que j'ai inoculés par la *Vaccine* ou qui l'ont été à Paris, j'ai vu constamment le travail se borner à l'endroit de l'insertion, et les vésicules ne jamais surpasser le nombre des piqûres qui avoient introduit le virus.

§. III.

De la fausse Vaccine.

De même que l'on connaît une petite vérole volante ou bâtarde, de même il existe une fausse *Vaccine*. Cette variété a été décrite par les médecins anglais et surtout par le professeur Odier, de Genève.

Ainsi que la vraie, la fausse *Vaccine* ne se communique pas par contagion. Elle a la propriété de se transmettre par l'inoculation d'un individu à l'autre, mais toujours en conservant les caractères qui la font juger bâtarde. L'inoculation du virus vaccin n'est ordinairement suivie d'aucun effet sur les personnes qui ont eu déjà la vraie *Vaccine*, ou la petite vérole ordinaire.

Cependant il est arrivé chez quelques-unes que cette inoculation a produit une affection locale accompagnée même de douleur sous l'aisselle. Les médecins peu exercés dans cette pratique, pourraient la prendre pour la bonne *Vaccine*, quand elle n'est qu'une *Vaccine* bâtarde et dégénérée. Voici les caractères qui doivent la faire distinguer.

Dans la fausse *Vaccine* le travail et l'inflammation sont bien plus précoces. L'efflorescence vient beaucoup plutôt et paraît souvent dès le lendemain de la piqûre; la piqûre elle-même est élevée; il s'y forme une pustule en pointe avec une petite croûte au milieu; elle se remplit de matière purulente ou de sérosité un peu sanguinolente. Tout suit une marche beaucoup plus rapide. La dessication arrive promptement; dès le septième jour de l'inoculation il n'y a plus rien, ou si le malade se gratte, et s'arrache la croûte formée, il reste dessous une petite ulcération qui suppure pendant quelques jours et se guérit naturellement.

Si par hasard on inocule un sujet qui n'a pas eu la petite vérole avec la matière provenant d'une pustule décrite ci-dessus, à coup-sûr, il ne sera pas préservé de la petite vérole, à moins qu'on ne parvienne, par une nouvelle inoculation, à lui donner la vraie et la bonne *Vaccine*.

On ne manquera pas de dire que cette fausse *Vaccine* fait naître une grande difficulté quand il s'agit de prononcer si un sujet inoculé de la *Vaccine* sera préservé de la petite vérole. Cette difficulté ne peut exister que pour ceux qui ne connaissent pas la vraie maladie.

Certainement il n'est pas aisé de répondre de prime abord et sans de nouvelles expériences, à toutes les difficultés qui se présentent dans l'opération de la *Vaccine*; mais quant à la variété ci-dessus rapportée, en supposant que pour lever tout doute sur l'état de l'inoculé, on soit obligé de le soumettre à une nouvelle inoculation, tous les jours n'arrive-t-il pas que dans l'inoculation de la petite vérole, une première, une seconde piqûre ne produit aucun effet, et que l'on est obligé d'ajourner tout nouvel essai à un autre tems, à une autre saison.

Ainsi les avantages de la vraie *Vaccine* restent les mêmes. Il s'agit seulement de bien connaître la vésicule (1) et le

(1) Il faut avoir vu cette vésicule et avoir appris, par expérience, à ne pas la confondre avec l'autre.

travail qui la caractérise, et de n'employer jamais dans cette inoculation l'humeur vésiculaire au-delà du douzième jour de l'insertion (1), et toutes les fois qu'elle s'éloigne de l'état de limpidité séreuse et de transparence qui doit la faire distinguer.

§. IV.

Réponse aux différentes objections faites contre la Vaccine.

C'est le sort de toutes les découvertes utiles, d'avoir à combattre dans leurs principes, tout ce que l'esprit de parti ou d'intérêt peut inventer pour en arrêter les progrès.

Jusqu'ici la *Vaccine* à contre elle tous les médecins qui se livrent particulièrement à l'inoculation de la petite vérole. Le rapprochement de cette opposition de leur part, serait peut-être trop piquant pour eux; je me contenterai donc de ré-

(1) Il est quelquefois, mais rarement, des exceptions à cette règle; lorsque la vésicule est longtems à se développer, nécessairement l'humeur qu'elle doit fournir pour inoculer peut être bonne au-delà du douzième jour.

pondre à quelques-unes de leurs objections, sur lesquelles en général ils varient beaucoup, suivant qu'ils sont plus ou moins déconcertés par l'évidence des faits.

Les expériences sur la *Vaccine* n'étaient pas encore commencées que quelques personnes prévenues écrivirent et publièrent : » qu'il était dangereux d'introduire dans le » corps humain une matière prise sur un » animal ».

Ces craintes exagérées et trop prématurées pour être sincères, ont été répandues avec affectation dans le public ; mais l'expérience a détruit jusqu'au soupçon du moindre danger. Plus de cent enfans de tout âge ont été inoculés chez moi de la *Vaccine* ; quelques-uns même étaient dans le travail de la dentition ; pas un seul d'entr'eux n'a eu même la plus légère indisposition.

Que les personnes chez qui il a pu s'élever quelques doutes sur la bénignité de la *Vaccine* se tranquillisent. La constance de sa marche, l'uniformité de ses symptômes, l'absence entière et absolue, chez tous les inoculés, des accidens créés par ses adversaires, doivent nécessairement la faire triompher.

Après avoir tenu dans les journaux le langage que j'ai rapporté ci-dessus, et offert aux imaginations timorées des dangers qui n'existaient pas, les mêmes hommes m'ont souvent dit que tant qu'on ne prendrait pas directement sur le pis des vaches la matière de la *Vaccine*, ils ne pourraient pas y croire, 1°. parce que ce virus, en passant d'un sujet à l'autre, pouvait dégénérer, 2°. parce que n'étant pas surs de l'humeur qui nous avoit été envoyée de Londres, on pourrait croire que c'est la matière variolique ordinaire que nous avons reçue.

Je réponds d'abord que le virus vaccin employé frais, autant que possible, ou dans un tems utile, ne se détériore aucunement en passant d'un inoculé à l'autre. Ses propriétés sont les mêmes, soit qu'il ait été développé sur le pis des vaches, soit que ce développement se soit opéré dans le corps humain. Si recueilli sur une lancette, il est conservé par trop long-tems, il est possible qu'il ne produise aucun effet (1),

(1) En arrivant de Londres, M. Woodwille nous a apporté du virus vaccin. En passant à Boulogne-sur-Mer il a inoculé plusieurs enfans, chez qui l'ino-

mais du moment où son effet se développe, c'est toujours pour produire la même vésicule et les symptômes qui l'accompagnent ordinairement. Depuis dix-huit mois, en Angleterre, on ne s'est pas aperçu que les vaches ayent été atteintes du *Cowpox*, et cependant on n'y continue pas moins de l'inoculer avec succès. Depuis le printems, surtout, la confiance du public dans la *Vaccine* a beaucoup augmenté.

Ainsi il est prouvé et par les expériences des Anglais et par ce que nous avons vu sur nos inoculés, que le virus vaccin ne dégénère pas par sa transmission d'un individu à l'autre.

Quant à l'affectation de croire que le virus vaccin qui nous a été envoyé de Londres, n'est autre chose que la matière variolique ordinaire, ou dégénérée, il est facile de détruire cette assertion.

Mon intention étant de comparer dans

---

culation a parfaitement réussi; le même virus employé deux jours plus tard à Paris, n'a produit aucun effet; il a fallu pour l'inoculation de mon enfant, faire venir de Boulogne de la matière de la *Vaccine*. C'est elle qui nous a parfaitement réussi, et nous sert encore aujourd'hui.

un chapitre particulier, les avantages de la *Vaccine*, à ceux de l'inoculation ordinaire, je me bornerai ici à faire sentir que la marche de la *Vaccine*, ses symptômes, la nature de son bouton diffèrent essentiellement des accidens qui accompagnent et suivent l'inoculation de la variole, qu'ainsi on ne peut la qualifier de petite vérole dégénérée. Dans la *Vaccine* la matière fournie par la vésicule, est et doit être limpide et séreuse. Le bouton de la petite vérole fournit du pus, et sa forme extérieure ne ressemble aucunement au bouton vaccin. Dans la *Vaccine* l'éruption se borne constamment aux piqûres. Le plus souvent dans l'inoculation de la variole, il y a éruption, souvent même assez considérable sur toute l'habitude du corps.

Les différences entre ces deux inoculations sont trop prononcées, pour qu'il soit permis de douter encore. Si le virus que nous avons reçu d'Angleterre eût été variolique, à coup sûr, tout dégénéré qu'on pût le supposer, sur le nombre d'enfans inoculés, il se fût manifesté quelques signes qui auroient pu faire reconnaître la petite vérole, et nous n'avons éprouvé rien de semblable.

Beaucoup de personnes s'imaginent que parce que la petite vérole inoculée est incomparablement plus bénigne que la naturelle, il est inutile de rien tenter pour diminuer le danger de cette maladie. Cependant, malgré tous les avantages de l'inoculation, la petite vérole fait encore périr beaucoup de monde. Chacun convient bien en particulier des avantages de l'inoculation ordinaire, mais la plupart des pères et des mères négligent d'y avoir recours pour leurs enfans. D'où provient cette funeste insouciance? des dangers qui ne sont pas inséparables de l'inoculation de la petite vérole. On voit en effet quelquefois des enfans inoculés avoir une petite vérole confluente et en mourir. Cette mort, pour ainsi dire provoquée, doit nécessairement laisser plus de regret et inspirer plus d'effroi que celle qui est la suite de la maladie naturelle. Il y auroit donc beaucoup à gagner à pouvoir lui substituer une maladie plus légère et exempte de tout danger. En faisant la comparaison des effets de la *Vaccine* avec ceux de l'inoculation de la petite vérole, je laisserai prononcer aux gens impartiaux sur celle des deux qui doit obtenir la préférence.

Effets de l'inoculation de la petite Vérole.

La petite vérole inoculée est contagieuse. Ce n'est même pas sans danger qu'on se permet de l'inoculer dans Paris. Chaque inoculation partielle devient un foyer d'infection. Multiplier les inoculations dans l'intérieur des grandes communes, c'est multiplier les causes qui produisent la petite vérole.

On ne peut sans danger inoculer la petite vérole aux femmes grosses, aux enfans dans la dentition.

Avantages de l'inoculation de la Vaccine.

La Vaccine *n'est pas contagieuse. Elle ne peut pas se communiquer par les émanations des malades, ni par l'attouchement des habits, linges et objets qui leur ont servi. Sous ce rapport, il n'y a pas le moindre inconvénient à inoculer la* Vaccine *au milieu des grandes villes.*

On l'inocule sans danger et sans accidens, et aux femmes dans l'état de grossesse, et aux enfans dans la dentition (1).

---

(1) Mon enfant a été inoculé de la *Vaccine* à l'âge de onze mois et vingt jours. Il lui a percé cinq dents du deuxième au onzième jour de son inoculation.

J'ai inoculé, le quatrième jour complémentaire, les trois enfans de M. Roussel, médecin de Paris; le dernier, âgé de six mois et quelques jours, était nourri par sa mère. Comme le premier vendémiaire elle est tombée malade, M. Roussel et moi avons été obligés de faire sevrer l'enfant, à qui, le 10 vendémiaire, douzième jour de son inoculation, il a percé quatre dents presque-à-la-fois. Cette observation est assez importante pour trouver place ici.

Le danger de la petite vérole est presque toujours proportionné à l'abondance des boutons. Dans la petite vérole inoculée, le nombre des boutons est quelquefois assez considérable pour laisser des marques et donner de grandes inquiétudes.

Sur trente inoculés de la petite vérole, il y a un sujet chez qui l'inoculation est une maladie grave et accompagnée de danger.

Quoique la petite vérole inoculée soit incomparablement plus bénigne que la naturelle, il n'en est pas moins vrai qu'il meurt un sujet inoculé sur deux à trois cents.

La petite vérole, même inoculée, est malheureusement, quelquefois immédiatement suivie d'incommodités graves et de difformités (1).

---

(1) Entre plusieurs exemples, malheureusement trop communs, je cite celui de M. R., chirurgien, rue Saint-André-des-Arcs, qui eut le malheur de voir son fils perdre un œil par l'inoculation.

Dans la Vaccine *il n'y a jamais d'éruption générale. Le travail se borne à chaque piqûre; de sorte qu'en faisant deux piqûres, on obtient deux boutons et rien de plus. Quelquefois même une seule piqûre reçoit l'infection, alors on n'a qu'une seule vésicule.*

L'inoculé de la Vaccine *n'éprouve jamais de maladie; s'il ressent un mouvement de fièvre, il est extrêmement léger. Je n'ai jamais vu l'inoculé garder le lit et perdre l'appétit.*

La Vaccine *n'est jamais mortelle; elle ne peut pas l'être, puisqu'elle n'est jamais accompagnée de maladie.*

D'après toutes les observations recueillies en Angleterre; d'après ce que j'ai vu, il n'existe pas un exemple de maladie venue à la suite de la Vaccine, *qu'on puisse en aucune manière lui attribuer.*

On n'inocule pas la petite vérole dans toutes les saisons. Certains inoculateurs redoutent autant les chaleurs que le froid pour cette opération.

Les personnes d'un certain âge redoutent l'inoculation de la petite vérole, et restent par-là exposées toute leur vie à la contagion qui devient plus dangereuse pour eux, à mesure qu'ils avancent en âge.

J'ai inoculé avec succès la Vaccine *dans les plus grandes chaleurs. Mon enfant a été vacciné le 20 thermidor de cette année. D'après l'exemple des Anglais, on peut de même inoculer la* Vaccine *dans les plus grands froids.*

A l'âge le plus tendre, on inocule la Vaccine *comme à l'âge le plus avancé. J'ai inoculé des enfans d'un mois; j'ai vu inoculer des personnes de quarante-deux ans. Dans l'un et l'autre cas, l'inoculation a été toute aussi bénigne que de coutume.*

J'ai démontré que la *Vaccine* n'est jamais dangéreuse, qu'elle préserve de la petite vérole sans être contagieuse, et sans produire d'éruption ; j'ai fait voir que le plus souvent ses symptômes sont tellement légers, qu'on serait tenté de croire qu'elle n'a pas existé, si l'on n'était forcé de le reconnaître à l'impossibilité d'inoculer la petite vérole aux personnes qui ont été inoculées de la *Vaccine* ; j'ai donc rempli l'objet que je m'étais proposé dans cet écrit.

Ces remarques et ces considérations sur la découverte de la *Vaccine*, suffisent pour en donner une idée, et engager les médecins français à suivre l'exemple de ceux de Londres qui se sont empressés d'en répandre la pratique chez leurs concitoyens, sans examiner si elle diminuerait les bénéfices attachés à l'inoculation ordinaire pour ceux qui en font leur état.

F I N.

A MES CONCITOYENS.

La petite vérole fait les plus grands ravages parmi nous ; dans les années les moins malheureuses le dixième des enfans est enlevé par cette cruelle maladie. Dans l'épidémie de l'an V, il est mort une personne sur quatre ou cinq qui en étaient attaquées. Un moyen de nous préserver de ces dangers nous est offert.

Depuis plusieurs années on a découvert en Angleterre, et l'on y pratique avec succès, une nouvelle méthode d'inoculer qui préserve à jamais de la petite vérole. Cette inoculation, nommée Vaccine, *consiste à faire une ou deux piqûres au bras, et à y insérer une matière de petite vérole, tellement bénigne qu'il ne vient qu'un seul bouton aux piqûres faites, et jamais d'autre éruption sur le corps. Elle n'est pas contagieuse ; elle ne demande ni préparation, ni soins, ni régime ; de sorte que l'on peut vaquer à ses affaires en se faisant inoculer, ou abandonner ses enfans à leurs exercices et à leurs habitudes ordinaires. Elle se pratique dans toutes les saisons, au milieu de l'hiver, comme dans les plus grandes chaleurs, sur les vieillards comme sur les enfans du plus bas âge. Tant d'avantages paraîtraient une fable, si les expériences faites dans ma maison n'en avaient constaté l'authenticité.*

Lorsque je n'avais encore que la conviction morale de la bonté de cette nouvelle méthode, j'avais formé à Vaugirard un établissement pour cette inoculation.

Mais aujourd'hui qu'il m'est démontré par l'évidence qu'elle n'est accompagnée ni de maladie, ni de la plus légère indisposition, je reviens à Paris, bien persuadé qu'il est inutile aux parens de se séparer de leurs enfans, et de les envoyer à grands frais dans une maison particulière.

Je me propose donc d'inoculer la Vaccine à Paris. Je l'ai déjà dit : cette inoculation n'est pas contagieuse comme l'autre, et ne peut communiquer aucune maladie.

J'inoculerai gratuitement tous les pauvres, tous les militaires ou leurs enfans qui n'auront pas eu la petite vérole, sur une simple lettre de recommandation des comités de bienfaisance, des différentes administrations et corps constitués. Je nourrirai chez moi et soignerai continuellement trois nourrices indigentes avec leurs enfans pendant tout le tems que durera leur inoculation.

Jusqu'à 11 heures je recevrai et inoculerai les pauvres et les militaires qui me seront adressés.

Les autres personnes qui voudront venir chez moi et y amener leurs enfans pour y être inoculés, seront reçues jusqu'à une heure. Le reste de mon tems sera consacré à ceux qui voudront m'appeler auprès d'eux.

La méthode que j'ai l'intention d'employer, n'est aucunement un secret, puisque plusieurs médecins de Paris la pratiquent avec succès, et qu'elle a réussi de même à Boulogne-sur-Mer.

J'invite tous mes confrères à suivre mes inoculations, et à se convaincre par leurs propres yeux de la bénignité, et des avantages de la Vaccine. *Je correspondrai avec grand plaisir avec tous les médecins des départemens qui voudront connaître et propager cette méthode d'inoculer. Je leur enverrai le virus* Vaccin *qui pourra leur être nécessaire.*

Pour assurer au public une tranquillité suffisante sur la confiance qu'il voudra bien m'accorder, je donnerai aux personnes qui le désireront quittance de ce que je recevrai pour mes honoraires, avec promesse de le restituer à vue à celles qui gagneraient la petite vérole après avoir été inoculées par moi.

Pour garantie de cette promesse, je passerai même, si bon leur semble, un acte devant notaire, avec hypothèque sur un immeuble libre, portant obligation de remboursement dans le cas ci-dessus, en tant que je serai appelé à le vérifier.

F. COLON, D. M.

Rue du faubourg Poissonnière, n°. 2.

www.ingramcontent.com/pod-product-compliance
Ingram Content Group UK Ltd.
Pitfield, Milton Keynes, MK11 3LW, UK
UKHW021026200726
13857UKWH00004B/1611

9 782012 870482